CONTRIBUTION A L'ÉTUDE DE

L'INTERVENTION CHIRURGICALE

DANS LES INFLAMMATIONS PÉRI-CŒCALES

PAR

Le Dʳ Louis MARIAGE

ANCIEN INTERNE DES HÔPITAUX DE PARIS

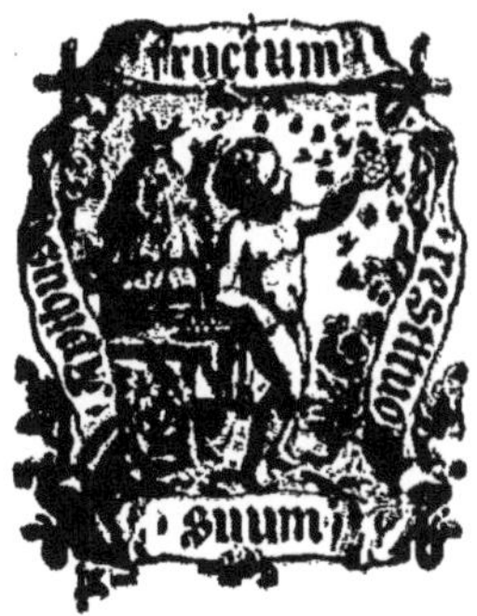

PARIS

SOCIÉTE D'ÉDITIONS SCIENTIFIQUES

PLACE DE L'ÉCOLE-DE-MÉDECINE

4, RUE ANTOINE-DUBOIS, 4

1891

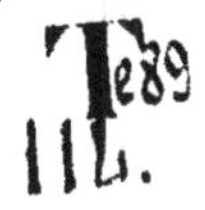

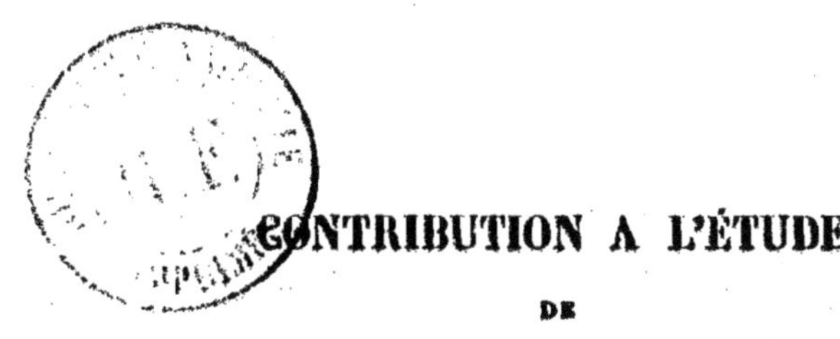

CONTRIBUTION A L'ÉTUDE

DE

L'INTERVENTION CHIRURGICALE

DANS LES INFLAMMATIONS PÉRI-COECALES

TOURS. — IMPRIMERIE DESLIS FRÈRES

CONTRIBUTION A L'ÉTUDE

DE

L'INTERVENTION CHIRURGICALE

DANS LES INFLAMMATIONS PÉRI-CŒCALES

PAR

Le Dʳ Louis MARIAGE

ANCIEN INTERNE DES HÔPITAUX DE PARIS

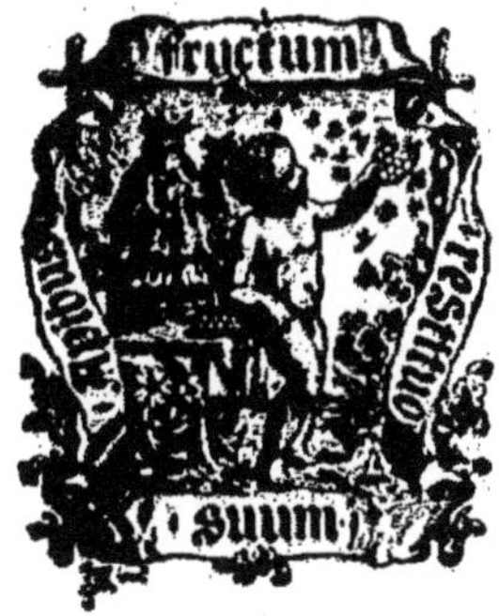

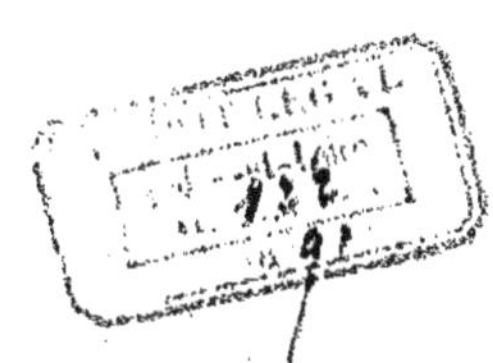

PARIS

SOCIÉTE D'ÉDITIONS SCIENTIFIQUES

PLACE DE L'ÉCOLE-DE-MÉDECINE

4, RUE ANTOINE-DUBOIS, 4

1891

Je considère comme un devoir de remercier, au commencement de notre thèse, tous nos maîtres dans les hôpitaux, qui nous ont prodigué leurs conseils et leur science pendant nos études médicales.

J'adresse particulièrement ces remerciements à M. de Saint-Germain (*Chirurgie infantile* Externat, 1883), M. le docteur Rigal (Hôpital Necker Externat 1885), à M. le professeur Guyon (*Chirurgie des voies urinaires* Externat, 1886).

Je dois une mention particulière aux maîtres sympathiques qui m'ont fait l'honneur de m'accepter comme interne dans leur service.

Je leur garderai un profond sentiment de reconnaissance pour leurs leçons et en même temps pour la bienveillance qu'ils m'ont manifestée en toutes circonstances et, j'ose dire, l'amitié qu'ils m'ont accordée.

Je veux parler de MM. Marchand et Polaillon, chirurgiens des hôpitaux, dont j'ai admiré l'habileté opératoire, l'audace chirurgicale et la précision du diagnostic;

De mon très cher maître, le docteur Legroux, médecin de l'hôpital Trousseau qui m'a initié à la pratique délicate de la médecine infantile.

Je le remercie sincèrement des marques nombreuses de sympathie qu'il nous a témoignées à maintes reprises.

Toute ma gratitude est également acquise à M. le professeur Fournier, non seulement pour m'avoir fait l'honneur de m'accepter comme interne, mais aussi pour avoir bien voulu présider notre thèse. Je n'oublierai jamais son enseignement si savant et si éloquent.

Je tiens particulièrement à manifester ma gratitude envers M. le docteur Duguet médecin de Lariboisière, dans le service duquel nous avons passé notre dernière année d'internat ainsi qu'une année d'externat. Ses savantes leçons cliniques me seront d'un grand secours dans l'avenir, je le remercie de sa bienveillance à mon égard, je n'oublierai pas davantage la sympathie dont il m'a fait preuve en m'accordant son appui dans de nombreuses circonstances.

Je remercie, en outre, M. le professeur Le Fort pour les conseils qu'il m'a donnés au commencement de mes études ; M. le docteur Gaucher, médecin des hôpitaux, pour la bienveillance dont il m'a souvent donné des preuves et M. le docteur Bar, pour l'amabilité avec laquelle il m'a reçu dans son service d'accouchements à Saint-Louis.

AVANT-PROPOS

———

Les connaissances anatamo-pathologiques que nous possédons actuellement justifient bien la tendance actuelle à attribuer à l'appendicite la très grande majorité des pérityphlites. Cependant, j'ai préféré employer le terme beaucoup plus étendu « d'inflammations péri-cœcales » parce que je pense qu'il y a des cas où l'appendice est sain et où le cœcum seul est malade et que très souvent il sera cliniquement impossible d'affirmer lequel de ces deux organes est la cause de l'inflammation que l'on aura à traiter chirurgicalement. Le calcul des probabilités fait, ainsi qu'on l'a dit, la base du diagnostic.

CONTRIBUTION

A

L'ÉTUDE DE L'INTERVENTION CHIRURGICALE

DANS LES INFLAMMATIONS PÉRI-CŒCALES

La question du traitement des appendicites et des pérityphlites était, en effet, à l'ordre du jour quand nous obser-
vâmes, à l'hôpital Lariboisière, dans le service de notre
cher maître M. le docteur Duguet, le cas suivant dont nous
rapportons l'observation :

OBSERVATION

Auz... Etienne, âgé de dix-huit ans, garçon épicier, entre le
9 mai 1890 à l'hôpital Lariboisière, dans le service de M. le
docteur Duguet (salle Grisolle, lit n° 7).

Il paraît d'une bonne constitution. Rien d'important à noter
dans ses antécédents. Son père est rhumatisant; sa mère, ses
frères et sœurs sont bien portants. Pas de tuberculose dans la
famille.

Lui-même n'a eu, comme maladies antérieures, que des fluxions de poitrine dans son enfance.

Mais il y a deux ans et demi (à l'âge de quinze ans et demi) il eut une attaque analogue à celle qui l'amène aujourd'hui à l'hôpital. Le malade souffrit alors de coliques, de vomissements et d'une douleur intense dans la fosse iliaque droite ; tout ceci dura deux jours et demi, à l'état aigu, et se passa assez vite sous l'influence d'un traitement médical, consistant en un purgatif et l'application d'un vésicatoire sur la région du cœcum.

Depuis cette époque, le malade n'a pas eu de nouvelles attaques de douleurs et ne paraît pas avoir souffert de troubles intestinaux.

Actuellement (samedi 10 mai 1890) le malade nous raconte que le jeudi soir il fut assez brusquement pris de coliques, d'abord légères qui devinrent assez vite excessivement douloureuses, surtout du côté droit. Dans la nuit du jeudi au vendredi il aurait eu de fréquents vomissements bilieux (dix à quinze fois) et du délire ; depuis trois jours il n'avait pas été à la selle. Le ventre était ballonné et douloureux. On constate, encore aujourd'hui, ce ballonnement du ventre qui est très douloureux.

La palpation y fait reconnaître une zone empâtée et rénitente dans la région du cœcum ; c'est dans cette région que se trouve le maximum de la douleur spontanée ou provoquée par les pressions ; la percussion y donne une matité bien manifeste.

La miction est difficile et douloureuse, le malade a des envies fréquentes d'uriner, mais il ne le peut pas ; on le sonde ce matin : l'urine s'écoule lentement. Il y a probablement parésie vésicale par péritonite de voisinage.

La température est élevée, le pouls a plus de cent pulsations.

Rien dans les autres organes.

Traitement : Lavement glycériné. Dix sangsues sur la région de la fosse iliaque droite.

11 mai. — L'application des sangsues sur la région malade n'a pas amené de soulagement. Le ballonnement du ventre a augmenté. De nouveau, cette nuit, de nombreux vomissements. Il faut de nouveau faire le cathétérisme vésical.

12 mai. — Même état que la veille ; le facies est un peu grippé.

Un examen soigneux du ventre y fait constater la rénitence et la matité déjà observée ; la palpation, pratiquée pour apprécier le centre maximum de la douleur, montre qu'elle est plus vive surtout dans la fosse iliaque droite, au-dessous d'une ligne qui réunirait les deux épines iliaques antérieures et supérieures.

M. Duguet porte le diagnostic de perforation de l'appendice vermiforme et péritonite de voisinage secondaire.

Les mêmes symptômes avaient été constatés, quelques mois avant, chez une autre malade qui était morte rapidement de péritonite suppurée généralisée.

M. Duguet désire montrer le malade à un chirurgien de l'hôpital, mais il ne le peut pour des raisons indépendantes de sa volonté.

13 mai. — L'état général s'est aggravé depuis la veille. — Le facies est grippé ; deux à trois vomissements brunâtres. — Le malade est tourmenté par des hoquets. — La température est basse, il y a tendance à l'algidité. En outre, l'état local s'est modifié : la matité s'est étendue à toute la zone inférieure de l'abdomen. La douleur a gagné la fosse iliaque gauche, mais, à la palpation, elle a toujours son maximum au niveau de l'appendice — Pas de fluctuation bien nette. Le malade a eu une selle ce matin. On a dû le sonder.

La respiration est anxieuse et le pouls franchement abdominal, petit et fréquent.

C'est à ce moment que M. Berger vit le malade. Évidemment

la situation est beaucoup moins favorable que la veille pour une opération.

Cependant, à la demande de M. Duguet, M. Berger se décida à intervenir. — On ouvrit le foyer péri-cœcal afin de chercher la lésion de l'appendice.

M. Berger a rapporté, comme il suit, dans sa communication à la Société de Chirurgie, cette intervention chirurgicale :

« Je fis l'incision usitée pour la recherche de l'iliaque externe ; j'ouvris le péritoine et je tombai d'emblée sur un foyer purulent paraissant circonscrit par des adhérences intestinales à la paroi abdominale. Au fond de ce foyer je sentis comme un corps étranger et bientôt je ramenai une concrétion calcaire très compacte, grosse comme un pépin de pomme et qui venait manifestement de l'appendice. J'eus quelque peine à trouver celui-ci ; et, quand je pus le sentir, il me fut impossible de l'amener au dehors.

Préoccupé d'agir rapidement, j'établis donc un drainage très large du foyer, après l'avoir complètement évacué et nettoyé et je refermai la plaie.

L'opéré succomba le lendemain aux progrès de la septicémie péritonale.

L'autopsie fit constater que l'appendice était perforé à un centimètre environ de sa base ; il ne contenait plus de calcul stercoral. Il était très fortement adhérent à la fosse iliaque par son extrémité terminée en cul-de-sac, mais il eût été possible de l'attirer hors de la plaie en commençant par amener le cœcum à l'extérieur.

Il existait de la péritonite purulente généralisée, quoique le foyer péri-cœcal qui avait été ouvert et qui s'étendait jusque dans l'excavation pelvienne fût assez exactement circonscrit par des adhérences que les anses intestinales avaient contractées entre elles et avec la paroi. »

La lumière de l'appendice était oblitérée à sa base et sa cavité ne communiquait plus avec celle du cœcum. Cette oblitération remontait probablement à la première attaque, deux ans et demi auparavant, et peut-être a été la cause prédisposante de la deuxième.

Au moment où nous observions ce cas, la littérature médicale, concernant l'intervention chirurgicale, était assez pauvre. Il y avait cependant la thèse de Pravaz, de Lyon, en 1888, celle de Maurin sur l'appendiculite et la péritonite appendiculaire, en outre, des communications de M. Reclus qui avait eu à intervenir dans des cas analogues.

M. Reclus avait apporté ses observations devant la Société de Chirurgie et avait demandé la mise à l'ordre du jour de cette question.

Depuis, la discussion a eu lieu à la Société de Chirurgie. Pendant le mois d'octobre 1890, MM. Berger, Richelot, Schwartz, Routier, Terrier et Reclus ont pris part à cette discussion et ont apporté des cas intéressants.

M. Berger a d'ailleurs rapporté, dans sa très importante communication, l'observation que nous rapportons plus haut, cas pour lequel, comme nous l'avons dit, il avait été prié d'intervenir chirurgicalement.

Depuis la discussion de la Société de Chirurgie, quelques articles ont paru dans les journaux français, entre autres : un article de M. Reclus dans la *Revue de chirurgie*, un autre de MM. Tuffier et Hallion dans les *Archives de médecine* (septembre 1890), les articles de M. Talamon dans la

Médecine moderne, etc., et tout récemment une revue de M. Ricard dans la *Gazette des Hôpitaux* (7 février 1891), très complète et très étudiée.

C'est surtout dans la littérature médicale étrangère que les cas abondent, et il ne se passe pas de mois peut-être où une nouvelle observation, avec intervention, ne soit publiée.

Nous avons été très devancés, je dois le dire, par les chirurgiens étrangers dans cette partie de la chirurgie abdominale. Je n'ai pas l'intention d'ailleurs de refaire ici tout l'historique de la question, qui serait beaucoup trop long et qui d'ailleurs n'aurait qu'un intérêt assez restreint. Il importe, en effet, assez peu de savoir quand et par qui la première opération pour appendicite ou pérityphlite a été faite, il faudrait d'ailleurs remonter très loin, car les suppurations de la fosse iliaque droite ont toujours été, je pense, traitées chirurgicalement alors que l'abcès était bien constaté. Les travaux récents, d'ailleurs, n'ont rien changé à cette manière de faire.

La discussion a porté sur d'autres points, et une évolution s'est faite tendant à enlever à la médecine interne le traitement des pérityphlites qui deviendrait ainsi plus complètement chirurgical; imitant ainsi ce qui s'est passé, par exemple, pour certaines affections des voies biliaires, du foie, de l'estomac, des reins, de la rate, de l'utérus, etc.

Une réaction en sens opposé s'est faite tout récemment en

Allemagne où à la Société de Médecine interne on a apporté des statistiques et des arguments tendant à établir que l'intervention chirurgicale devait être exceptionnelle, que les pérityphlites, en effet, guérissaient quatre-vingt-seize fois pour cent par les moyens médicaux.

Je ne pense pas qu'il convienne d'attacher une importance bien grande à certaines statistiques qui ont été publiées sur ce sujet; elles sont certainement faussées par l'intérêt que certains ont attaché aux cas les plus graves, et d'autres aux cas légers. Il est, en effet, assez difficile d'associer ces deux chiffres pris, l'un dans la thèse de Maurin, cent un morts sur cent dix-sept cas où aucune intervention chirurgicale n'a été employée, et cet autre de Renvers (*Société de Médecine interne de Berlin*, 22 décembre 1890). 96 p. 0/0 des cas guérissent sans intervention chirurgicale. J'ai dit que je ne reprendrais pas tout l'historique de la question. Je me contenterai de rappeler que, d'une façon générale, on pourrait admettre deux périodes dans l'histoire de l'intervention chirurgicale des pérityphlites:

1° Une période ancienne pendant laquelle on n'intervient chirurgicalement que, la main pour ainsi dire forcée, pour ouvrir un abcès de la fosse iliaque, plus ou moins superficiel ;

2° Une seconde période, dans laquelle on n'opère plus la main forcée, mais de propos délibéré et non plus seulement pour de gros abcès superficiels, mais pour des sup-

purations profondes, alors que la fluctuation n'est pas encore
perceptible, pour des péritonites qui menacent de se géné-
raliser et encore pour des appendicites à rechute, soit pendant l'attaque aiguë, soit entre les attaques aiguës, pendant
les périodes d'accalmie.

Cette période n'est pas bien ancienne. Hancock (de
Londres) recommande, en 1848, d'intervenir de bonne heure
dans la pérityphlite. Mais ce n'est guère que depuis Parker
(1867) (1) et surtout de Bull (2) et Weir que ces interventions
précoces se font, surtout en Amérique et en Angleterre.

En Allemagne, le premier qui fit la laparotomie pour
une appendicite est Kronlein, puis Mikulicz, Rosenberg,
Max Schuller, Israel, etc.

J'aurai d'ailleurs l'occasion de revenir, au cours de ma
thèse, sur ces cas.

Je dois citer encore une discussion à la Société de Médecine interne de Berlin, dont j'ai déjà parlé plus haut, qui
est comme une réaction contre la tendance chirurgicale et
où les médecins sont venus apporter des statistiques de
guérison par les moyens médicaux (96 p. 0/0).

Mon avis est qu'il faut établir des conclusions sur des
arguments moins mathématiques et dire que, en effet, beaucoup de cas peuvent être soignés par des moyens exclusi-

____

(1) Parker, *New-York med. Record*, 1867.
(2) Bull, *New-York med. Journal*, 1875.

vement médicaux et guérir, mais que, cependant, dans beaucoup de cas aussi, le chirurgien doit se tenir prêt à côté du médecin, que l'intervention sera d'autant meilleure qu'elle sera plus précoce.

Malheureusement les symptômes précis qui commandent l'intervention, ou le moment de l'intervention, font défaut ou n'ont pas encore été décrits, et si, dans beaucoup de cas, on est intervenu à temps, dans beaucoup d'autres, où le diagnostic a été hésitant ou faux, le chirurgien n'est pas intervenu ou est intervenu trop tard. C'est en effet à cette incertitude du diagnostic qu'il faut attribuer les morts sans intervention ou les insuccès opératoires. Les observations qui ont été produites devant la Société de Chirurgie en font foi à elles seules.

NOTIONS ANATOMIQUES

Je pense qu'il y a un certain intérêt à rappeler en quelques mots, au commencement de ce travail, les points principaux de l'anatomie du cœcum et de l'appendice.

Cœcum. — D'abord la situation du cœcum a besoin

M.

d'être précisée. Nous empruntons la plupart des détails qui suivent au mémoire de Trèves (1).

Le cœcum se trouve généralement couché sur le muscle psoas, de telle façon que son extrémité est juste en rapport avec le bord interne de ce muscle.

Le plus souvent donc le cœcum ne touche le muscle iliaque que par sa partie supérieure; fréquemment même il n'a avec ce muscle aucun rapport.

Dans les cas où le cœcum est en rapport avec le muscle iliaque il ne l'est que par son corps, l'extrémité reste toujours sur le psoas.

Dans la plupart des cas, le sommet du cœcum se trouve un peu en dedans du milieu du ligament de Poupart.

De même, l'orifice d'entrée du petit intestin dans le cœcum se trouve aussi sur le psoas, à l'intersection d'une ligne qui passerait par les deux épines iliaques antérieures et supérieures — un peu en dedans d'une ligne qui partirait de l'ombilic pour aller au milieu de l'arcade de Fallope.

Il se peut aussi que le cœcum soit complètement indépendant du psoas et du muscle iliaque. On le voit alors suspendu au-dessus de la cavité pelvienne ou bien même il est complètement logé dans cette cavité.

Trèves, sur cent cadavres examinés, a vu dix-huit fois le

---

(1) Trèves, *The Anatomy of the intestinal canal and peritoneum*. London, 1885.

cœcum entièrement contenu dans le bassin, soit couché sur le plancher pelvien, soit appliqué à la surface supérieure de la vessie ou de l'utérus, soit entouré par l'S iliaque ou encore appliqué sur la paroi gauche du bassin.

Il n'est pas excessivement rare, en effet, de voir le cœcum atteindre le côté gauche de la ligne médiane.

Je ne reprendrai pas ici la description des rapports du péritoine avec le cœcum. Ces rapports sont bien connus depuis le travail de Trèves (1) et celui de Tuffier (2). Tout le monde sait, en effet, maintenant que le cœcum est entouré par le péritoine suivant toutes ses faces, qu'il n'est pas en rapport, comme on le croyait auparavant, avec le tissu cellulaire sous-péritonéal par sa face postérieure, de sorte que une inflammation péri-cœcale n'est qu'exceptionnellement un phlegmon, mais presque toujours une péritonite localisée et que, lorsqu'un phlegmon existe, il n'est que secondaire à la péritonite. Une autre conséquence de ce revêtement péritonéal complet est la mobilité du cœcum qui, dans beaucoup de cas, peut être assez considérable, et Trèves rapporte que, dans onze cas sur cent, il a pu faire toucher la face inférieure du foie et toute la partie gauche du bassin par le cœcum.

Dans un cas, il put même atteindre l'apophyse xyphoïde et le grand trochanter.

---

(1) Trèves, *loco citato.*
(2) Tuffier, *Archives générales de médecine*, 1887.

Tuffier note également cette grande mobilité.

Pour mémoire je rappelle que le cœcum a pu anormalement être rencontré sous la face inférieure du foie, l'appendice se trouvant à sa face postérieure. On comprend de quelle difficulté serait, dans ces cas, le diagnostic de la pérityphlite ou de l'appendicite.

Appendice. — Voyons maintenant ce qui a rapport aux dispositions anatomiques de l'appendice.

Sa longueur moyenne est de 5 à 6 centimètres, elle peut varier entre les limites de 1 à 12 ou 15 centimètres. Rarement il peut faire complètement défaut, environ une fois sur cent cinquante à deux cents.

En général, l'appendice est contourné sur lui-même, et quelquefois il peut présenter des coudures brusques auxquelles Trèves a fait jouer un rôle dans la pathogénie des perforations de cet organe, en oblitérant la lumière du tube appendiculaire et en facilitant la rétention du mucus. Dans une des opérations de Trèves il aurait suffi de détruire cette coudure pour faire cesser les accidents.

Voyons quelle est la situation de l'appendice par rapport au cœcum et au péritoine. Chez l'adulte, l'appendice est généralement couché derrière la fin de l'iléon et derrière son mésentère. Son axe prolongé se dirige vers la rate. Chez l'enfant il siège plus souvent en arrière du cœcum.

Il faut ajouter d'ailleurs que les positions de l'appendice

sont très variables. On peut le rencontrer dans le bassin en contact avec l'S *iliaque*, le rectum, l'utérus ou ses annexes, avec la vessie, etc.

La connaissance de la possibilité de ces rapports anormaux a une grande importance pour expliquer certains cas de péritonites localisées ou de pelvipéritonites dont la cause reste douteuse, surtout chez l'homme.

La contiguïté possible de l'appendice avec les annexes de l'utérus est notée souvent au cours des laparotomies et M. Richelot l'a rappelé au cours de la discussion à la Société de Chirurgie et a d'ailleurs intitulé sa communication : *De l'appendicite chez la femme* (1), insistant sur la difficulté du diagnostic.

John Fergusson (*The international journal of medical Science*, janvier 1891), a fait des recherches sur l'appendice et il rapporte que, sur deux cents cas observés soigneusement, il a constaté ce qui suit : cent trente-trois fois l'appendice avait un mésentère propre et avait avec le péritoine des rapports tels qu'une perforation se serait certainement ouverte dans la cavité péritonéale.

Sur ces cent trente-trois cas ;

Dix-neuf fois l'appendice était couché le long du bord droit du cœcum ;

---

(1) Richelot, *Société de Chirurgie*, séance du 15 octobre 1890; Terrier, *ibid.*, 29 octobre 1890; Pozzi, *ibid.*; Vimont, *Société anatomique*, 1857.

Onze fois il descendait vers le bassin ;

Dix-huit fois il se trouvait sur le bord interne du cœcum ;

Soixante-cinq fois il était en arrière.

Dans les soixante-sept autres cas (second groupe des deux cents), John Fergusson constata ce fait anatomique intéressant que l'appendice avait une situation et des rapports avec le péritoine tels que sa perforation se serait ouverte dans le tissu cellulaire sous-péritonéal.

Dans ces cas, le pus aurait fusé vers le bas et aurait formé un abcès du psoas.

L'auteur que nous citons rapporte d'ailleurs à ce point de vue une observation intéressante.

Il fit l'autopsie d'un homme de quarante ans environ, qui était mort de pneumonie. Cet homme était porteur d'une fistule remontant dans la gaine du psoas à une hauteur de dix à onze pouces. En disséquant soigneusement cette fistule on arrivait sur l'appendice perforé et placé sous le péritoine comme dans les soixante-sept cas cités plus haut.

Je ne crois pas utile de décrire à nouveau le mésentère de l'appendice cœcal qui est bien connu. Je rappellerai seulement que, tandis que chez le fœtus ce mésentère s'attache à toute la longueur de l'appendice vermiforme, chez l'adulte il n'occupe que la moitié ou ses deux premiers tiers, qu'il y a donc une extrémité complètement flottante. Autre détail : le mésentère appendiculaire contient suivant son bord libre une petite artère, branche de l'artère *iléo-colique.*

J'ai dit que ces dispositions anatomiques sont très variables. Cette variété qui peut n'être que toute naturelle est plus souvent l'effet d'inflammations antérieures. Toft en aurait rencontré des traces dans 36 p. 0/0 des autopsies. On peut donc dire qu'il y a dans la fosse iliaque droite un danger permanent.

Comme on sait d'ailleurs que l'appendice est un organe inutile on peut partager l'opinion de Trèves : « Toutes choses égales d'ailleurs, l'homme qui n'a pas d'appendice est supérieur à celui qui en a un.

DIVISION DU SUJET

L'évolution clinique de l'observation que nous avons rapportée au début de notre thèse peut être considérée comme un type qui se rencontre souvent dans l'histoire des inflammations de l'appendice vermiculaire.

Une première attaque qui peut guérir définitivement sans être suivie par une autre, mais qui souvent récidive une deuxième, une troisième fois, ou même davantage, pour arriver enfin à une dernière crise qui se termine d'une façon tragique, soit par une opération, soit par la mort, qu'une intervention chirurgicale n'ait pas été mise en œuvre, soit qu'elle soit intervenue trop tard.

Cette dernière attaque peut se présenter de différentes façons : ou bien sous forme de suppuration localisée ; soit sous forme de péritonite généralisée d'emblée, ou par propagation d'une suppuration primitivement locale.

On peut donc ranger sous quatre classes les cas de pérityphlites dans lesquels l'intervention chirurgicale pourra être discutée :

1° Cas qui guérissent sans intervention chirurgicale ;

2° Pérityphlites à rechutes ;

3° Pérityphlites avec suppuration localisée ;

4° Péritonite généralisée consécutive aux pérityphlites.

I. — *Cas qui guérissent par les moyens médicaux, sans intervention chirurgicale.*

Ces cas sont assez fréquents ; les renseignements, il y a peu de temps encore, nous manquaient, ainsi que le faisait remarquer M. Berger à la Société de Chirurgie: « Le traitement ne pourra s'affranchir des tâtonnements auxquels il se trouve encore aujourd'hui condamné que lorsque nous saurons si l'appendice cœcal est la cause constante des accidents de pérityphlite et dans quelle proportion ces accidents sont capables de se terminer par une résolution spontanée dont la possibilité nous est démontrée, mais dont nous ignorons la fréquence. »

Cette fréquence paraît même beaucoup plus grande qu'on ne le croyait, si l'on admet les chiffres qui ont été rapportés, surtout en Allemagne, tout récemment, et que M. Ricard rappelle dans la *Gazette des Hôpitaux* (1891, n° 17).

Quatre-vingts cas traités médicalement à la clinique de Biermer ont tous guéri (Holländer).

Sur cent cas traités sans intervention, trois ou quatre seulement sont morts (Renvers).

Sur quatre-vingt-seize cas de phlegmon iliaque, cinq ont succombé, à l'hôpital Moabit (Guttmann).

Leyden est de l'avis de Renvers et admet le chiffre de 95 p. 0/0 de guérisons par les moyens médicaux.

Sur cent vingt cas de pérityphlites graves traitées médicalement à l'hôpital de Friederischsein, douze seulement ont succombé.

D'autres chiffres ont été donné par d'autres auteurs :

Toft sur trois cents autopsies a trouvé cent huit fois des traces d'anciennes lésions de l'appendice, soit 36 p. 0/0.

Ludwig Hectoen (de Chicago), sur deux cent quatre-vingts autopsies a trouvé quarante-deux fois des lésions du péritoine péri-appendiculaire (Ricard).

J. Fergusson (1), sur deux cents autopsies, a trouvé les lésions suivantes:

Quinze fois des corps étrangers dans l'appendice; sept fois des traces de lésions antérieures, dont trois fois des traces de perforations certainement cicatrisées.

On guérit donc souvent d'une appendicite et quelques-uns des auteurs que nous avons signalés font remarquer ce fait intéressant que beaucoup des malades, à l'autopsie desquels on trouva des lésions appendiculaires ou péri-appendiculaires, ne s'étaient jamais plaints de maladies du côté de la fosse iliaque droite.

Quant à la question de savoir quel est celui des organes du cœcum ou de l'appendice qui donne le plus souvent lieu aux lésions dont nous nous occupons, cela ne fait plus de doute aujourd'hui. C'est l'appendice qui est presque toujours en cause; le cœcum ne l'est qu'exceptionnellement. Fitz (2), faisant le relevé de deux cent cinquante-sept cas d'appendicite perforante et de deux cent neuf cas désignés sous le nom de typhlite, ne trouve que trois exemples de perforation du cœcum : une fois elle était causée par une épingle, une autre fois par une arête de poisson, la troisième fois il y avait étranglement du cœcum par une bride.

---

(1) Fergusson, loco citato.
(2) Fitz, New-York med. Journal, 12 mai 1888, p. 505.

Trèves n'a rencontré qu'une seule fois une typhlite perforante chez un tuberculeux.

Dyce Duckworth (1) (*Typhitis, its nature and treatment*) s'est renseigné pour savoir si des cas mortels de « typhlite » étaient survenus sans lésion appendiculaire ; il n'en a trouvé aucun dans les rapports de St-Bartholonew hospital pour une période de huit ans et demi.

Je ne pense pas cependant qu'on puisse rejeter complètement la typhlite et la pérityphlite proprement dites. Les descriptions des auteurs classiques répondent à un type véritable. Je puis, pour ma part, donner l'observation suivante que j'ai recueillie à l'hôpital Trousseau alors que j'avais l'honneur d'être l'interne de mon cher maître M. Legroux :

Il s'agit d'un jeune garçon de dix ans entré dans le service de M. Legroux, au mois de juin 1889, avec des symptômes de typhlite vraie stercorale.

Constipation opiniâtre. — Fièvre. — Douleur dans la fosse iliaque droite ; on pouvait percevoir, par la palpation de la partie droite du ventre, ce boudin pâteux qui est décrit dans les auteurs. Pas de vomissements, pas de symptômes généraux graves, rien que de la faiblesse.

Le début de la maladie remontait à deux jours.

La révulsion locale, la glace en sachets sur la fosse iliaque droite et un purgatif avaient amendé assez rapidement les symptômes aigus et l'enfant allait localement beaucoup mieux quand il contracta, dans l'hôpital, une angine diphthérique grave qui se

---

(1) Dyce Duckworth, *The Lancet*, 6 octobre 1888.

compliqua de croup, et l'enfant mourut après avoir été transporté au pavillon de la diphthérie. Je pus faire son autopsie et je constatai du côté du cœcum les lésions suivantes :

Les parois du cœcum étaient un peu augmentées de volume ; la muqueuse était un peu rouge et tuméfiée, il n'y avait pas d'ulcérations, ni de perforations. Mais, chose importante, on trouvait en même temps des adhérences péri-cœcales avec le petit intestin et, au milieu de ces adhérences, quelques petits abcès bien limités. Le plus volumineux, situé à la partie interne du cœcum, près de l'embouchure de l'intestin grêle, avait le volume d'une noisette. Le péritoine ne présentait pas de lésions généralisées.

L'appendice était libre et tout à fait sain.

Je pourrais rapporter d'autres observations analogues soit de typhlite simple, soit de typhlite tuberculeuse.

Telle l'observation publiée autrefois par mon maître M. Duguet, et dont je ne rapporte que les résultats de l'autopsie (1).

« Dans la fosse iliaque droite, le cœcum forme une véritable tumeur d'un rouge vif, et par places, vineux ; le péritoine qui le recouvre est dépoli et couvert de fausses membranes chagrinées et récentes ; et au dessous se voit par transparence des hémorragies sous-péritonéales ressemblant à une sorte de purpura. Le cœcum en ce point paraît distendu et comme rempli d'une matière assez ferme. Son aspect est bleuâtre d'une façon générale et à la pression il ne s'efface pas ; la consistance est mollasse, semi-fluctuante, il forme une véritable tumeur phlegmoneuse.

____

(1) Duguet, *Gazette médicale*. Paris, 1870.

A l'ouverture du cœcum on constate que s'il n'est pas extrêmement distendu extérieurement, sa lumière est presque entièrement effacée par le boursoufflement et le soulèvement interne de
la muqueuse cœcale.

« D'ailleurs il est facile de voir par une incision longitudinale
qu'il existe, en effet, entre la muqueuse et la musculeuse, et
étendu en nappe dans toute la hauteur et le pourtour du cœcum,
une sorte de phlegmon suppuré et diffus, présentant des tractus
celluleux, contenant dans leurs mailles une grande quantité de
liquide puriforme jaune verdâtre et soulevant par places la muqueuse.

« Au niveau des points où elle est le plus soulevée, elle est
d'un rouge vineux, de plus excessivement mince, facile à déchirer
et présente des ulcérations plus ou moins étendues, plus ou
moins irrégulières par lesquelles le pus s'écoule dans l'intestin. »

Mais, que ce soit l'appendice ou le cœcum qui soient
malades primitivement dans les cas qui guérissent sponta-
tanément, peu importe en ce qui concerne les indications
opératoires.

On est assez peu embarrassé d'ailleurs dans ces cas pour
faire le diagnostic. Les symptômes de la typhlite vraie ont
leurs caractères assez nets.

Ils sont beaucoup moins aigus que dans l'appendicite;
en outre, la douleur a un siège plus élevé dans l'abdomen :
elle est toujours au-dessus de la ligne qui réunit les deux
épines iliaques antérieures et supérieures. Elle a son
siège sur une étendue plus grande, plus diffuse que dans
l'appendicite.

La fièvre, qui a pu être élevée, tombe assez rapidement, quelles qu'aient été même la gravité et l'intensité des symptômes du début.

D'ailleurs une intervention chirurgicale pour une typhlite vraie est assez rarement mise en question, le diagnostic est fait vite et facilement et, quand l'intervention s'impose, c'est en général assez tard pour un abcès de pérityphlite vraie, ou encore pour une suppuration consécutive à une typhlite tuberculeuse ou cancéreuse.

Les malades peuvent guérir également alors que l'appendice lui-même est en cause. M. Talamon a décrit ces formes sous le nom de colique appendiculaire en s'appuyant sur des raisonnements peut-être un peu théoriques; il est plus probable, en effet, que l'on se trouve alors en face d'une ulcération de la muqueuse appendiculaire qui ne va pas jusqu'à la séreuse, si l'on en juge par les autopsies où l'on trouve d'anciennes traces d'appendicite.

Dans beaucoup de cas, les symptômes restent assez bénins et on ne songe pas à la nécessité d'une intervention chirurgicale; dans d'autres, ils sont, au contraire, très aigus, mais leur marche est assez rapide et en quarante-huit heures, en général, sous l'influence de l'opium et de la glace à l'extérieur l'amélioration est déjà très prononcée.

Les chirurgiens américains ont opéré beaucoup de ces cas qui certainement auraient guéri sans intervention chirurgicale. Toutefois le médecin doit être prévenu de la nécessité (qui s'impose quelquefois assez vite) d'une opération, alors que les symptômes vont en s'aggravant de plus en plus au-delà de quarante-huit heures à soixante heures.

D'après ses relevés, Fitz donne, en ce qui touche l'étiologie, des chiffres assez intéressants.

Ces chiffres portent sur l'âge des malades.

Ceux qui sont atteints de la forme légère sont plus souvent de jeunes adultes :

36 p. 0/0 ont moins de vingt ans ;

21 p. 0/0 ont plus de quarante ans.

Dans l'appendicite perforante, au contraire, qui comporte presque toujours une opération ou qui cause la mort :

50 p. 0/0 ont moins de vingt ans ;

9 p. 0/0 seulement ont plus de quarante ans.

Je ne crois pas pouvoir mieux faire que de rapporter les symptômes des cas légers, des cas dans lesquels l'intervention est jugée inutile, d'après un chirurgien dont l'expérience est bien assise sur ce sujet. Les voici tels que les donne Trèves.

Les malades sont généralement des constipés ou souffrent d'alternatives de diarrhée et de constipation. Ils sont en proie très habituellement à de la dyspepsie gastro-intestinale.

Des écarts d'hygiène, des repas trop copieux provoquent chez eux des troubles abdominaux, dont la typhlite est souvent le plus important.

La douleur peut être subite, mais elle est moins intense que dans les cas graves.

Quelquefois il y a un frisson, mais la fièvre n'est pas aussi élevée. Les vomissements font défaut ou sont peu abondants La douleur n'a que peu de tendance à s'irradier à distance, soit vers la cuisse ou vers le testicule; la sensibilité est moins prononcée.

La tumeur apparaît de bonne heure, souvent elle est le premier symptôme ; — elle est comparativement volumineuse.

Sonnenburg (1) a fait remarquer aussi que, dans les cas qui guérissent médicalement, l'exsudat est plus volumineux que dans les autres.

La tumeur est pâteuse, elle semble peu adhérente. Elle ne peut être que difficilement perçue par le rectum.

Les troubles vésicaux font habituellement défaut.

Les symptômes inflammatoires aigus disparaissent souvent aussi vite qu'ils sont survenus : dans l'espace de trois à sept jours.

Dans d'autres cas, les symptômes locaux peuvent être un peu différents; au lieu d'une grosse tumeur siégeant assez haut dans la fosse iliaque droite, on peut percevoir une petite tuméfaction située près de l'arcade de Fallope, grosse comme un pouce d'adulte, sensible au toucher, — adhé-

---

(1) SONNENBURG, *Société de Méd. interne.* Berlin, 2 décembre 1890.

rente aux parties profondes, — mieux perceptible par le toucher rectal ou vaginal et pouvant faire croire chez la femme à une tuméfaction de la trompe droite.

Cette grosseur, qui n'est autre que l'appendice enflammé, a une persistance beaucoup plus longue, après que les symptômes aigus sont disparus.

Ces symptômes répondent, je dois le dire, aux cas où le diagnostic est facile; il s'en faut cependant qu'il en soit toujours ainsi et dans beaucoup de circonstances, où les symptômes sont restés assez bénins pour ne pas commander une intervention chirurgicale, le malade guérit sans qu'on ait pu faire un diagnostic précis.

II. — *Pérityphlite à rechutes*

Mais voilà, je suppose, le malade guéri sous l'influence d'un traitement médical et qui a consisté en opium à l'intérieur, en révulsion sur la fosse iliaque, en application de sangsues ou de glace sur la région empâtée et douloureuse, etc. Que va-t-il advenir?

Faut-il considérer le malade comme complètement guéri, n'aura-t-il pas dans la suite de nouveaux accès d'appendicite qui pourront mettre ses jours en danger ou au moins en faire un infirme à cause de la fréquence de leur répétition?

Des chiffres exacts manquent sur ce point.

Fitz admet le chiffre de 11 p. 100 comme celui des récidives qu'il a relevées dans sa statistique; je pense que ce nombre est encore inférieur à la réalité, car l'histoire pathologique de beaucoup de malades est incomplète. Ne voit-on pas en effet que dans beaucoup d'autopsies on trouve des traces d'anciennes lésions appendiculaires qui étaient passées inapperçues pendant la vie. Kraft, sur les cent six cas qu'il a analysés, a noté qu'il y avait eu déjà vingt-quatre fois un accès antérieur de pérityphlite.

Le malade dont nous avons rapporté l'observation au début de notre thèse en était à sa deuxième attaque et il en est mort.

Je pense d'ailleurs qu'une première attaque prédispose à des récidives en produisant des adhérences et des coudures de l'appendice, soit en oblitérant une partie de la lumière de l'organe, en emprisonnant des corps étrangers, qu'on rencontre, d'après Maurin, dans 65 p. 0/0 des cas, ou même en forçant l'accumulation du mucus qui distend et peut rompre l'appendice.

Il est vrai qu'on cite des observations d'appendicite récidivante dans lesquelles on n'a rien trouvé à l'autopsie. Telle par exemple celle de ce médecin, dont l'observation est rapportée par Gerster (1), qui eut plusieurs attaques suc-

---

(1) Gerster, *New-York med. Journal*, 5 juillet 1890.

cessives de pérityphlite, qui mourut d'une maladie intercurrente et à l'autopsie duquel on ne trouva aucune lésion ni du côté du cœcum ni du côté de l'appendice.

Mais les observations de cet ordre sont rares.

Aussi a-t-on proposé d'enlever l'appendice pendant la période de calme, alors que les symptômes aigus sont disparus, comme traitement prophylactique des attaques suivantes.

Trèves surtout est le promoteur de cette méthode. Les résultats qu'elle lui a donnés d'ailleurs sont excellents.

Presque toutes les fois où l'on a pu constater l'organe malade dans la pérityphlite récidivante, on a trouvé l'appendice soit enflammé, soit gangrené ou perforé, soit encore déformé, comme dans une des observations de Trèves où il a suffi de le dégager des adhérences pour mettre fin aux accidents.

La période à laquelle se produisent les récidives est variable :

Paulier (1) a calculé que la récidive survenait presque toujours du vingtième jour au deuxième mois. Mais, très souvent, il y a des intervalles beaucoup plus prolongés. Le docteur Mead (2) (de New-Market), dans la discussion qui

____

(1) PAULIER, Th. Paris, 1875.
(2) *British med. Journal,* 9 nov. 1889, réunion de *British medical Association* à *Leeds.*

suivit la communication de Trèves sur le traitement de la
pérityphlite, rapporte l'observation suivante :

Il s'agit d'une malade qui eut des attaques répétées depuis
l'âge de neuf ans.

Les crises de pérityphlites se répétaient tous les trois ou quatre
ans (sauf une exception, il y eut une fois, en effet, dix ans entre
deux attaques).

A l'âge de quarante-sept ans, une attaque très grave survint
dont elle guérit cependant, mais une dernière rechute survint
dans sa cinquante et unième année et elle en mourut.

On avait proposé à plusieurs reprises de l'opérer, mais, l'intervention chirurgicale avait été chaque fois repoussée.

Le nombre des rechutes est très variable. Tandis que
certains malades ont cinq à six attaques et plus sans jamais
présenter une indication pour l'opération, on voit des
malades, au contraire, qui, dès leur deuxième rechute, ont
des accidents de suppuration très graves, qui forcent la main
du chirurgien, ou qui sont aux prises avec des accidents
souvent mortels. Notre malade en est un exemple. Les
cas abondent d'ailleurs dans la littérature médicale.

Trèves (1) est d'avis qu'on doit enlever l'appendice après
deux ou trois attaques graves et quand on craint une quatrième.

Il est à remarquer que les crises sont en général d'autant

---

(1) *British med. Journal*, 15 juin 1889, p. 1317 ; *Royal med. et Surg. Society*,
11 juin (discussion).

plus graves qu'elles se répètent davantage. L'opération est donc toute justifiée. Trèves n'a eu qu'à s'en louer pour son propre compte mais il est le premier à s'élever fortement contre les opérations faites d'une façon inconsidérée.

« Des observations de quelques chirurgiens il semble apparaître qu'ils regardent l'ablation de l'appendice vermiforme comme le traitement propice de chaque cas de typhlite. Une semblable façon d'agir est tout à fait injustifiable et on doit protester contre de telles opérations. »

Et en effet, les cas où Trèves a opéré suivant sa méthode, c'est-à-dire pendant la période d'accalmie, présentaient des symptômes de gravité particulière :

Un malade était réduit à l'état d'infirme et avait été tenu de garder le lit pendant plusieurs mois ;

D'autres avaient réclamé l'opération dans la crainte d'une nouvelle attaque.

Dans un cas, en particulier, le malade avait eu trois attaques d'une intensité croissante ; une quatrième eût probablement mis fin à ses jours.

On trouva d'ailleurs un appendice extrêmement distendu, une ulcération profonde siégeait dans la paroi avec menace d'ouverture dans la cavité péritonéale.

Voici l'observation résumée d'un autre malade opéré récemment par Trèves :

Homme de quarante-quatre ans, charpentier, toujours bien

portant jusqu'à avril 1889, époque d'une première attaque de
pérityphlite qui guérit.

Depuis avril 1889, il eut des attaques récurrentes à intervalles
de cinq à six semaines. La période aiguë de chaque attaque
durait de cinq à sept jours suivis d'une convalescence lente et,
avant même qu'il pût se dire guéri, une nouvelle crise survenait.

Depuis treize mois aucun travail n'avait été possible, les pré-
cautions les plus minutieuses étaient incapables de le préserver
d'une nouvelle rechute ; celle-ci avait une intensité croissante,
il était peu à peu devenu un « chronic invalid ».

Quand il fut examiné par Trèves, on lui trouva un appendice
augmenté de volume dans la fosse iliaque, près du ligament de
Poupart, un peu en dehors de son milieu.

Le 4 mai 1890, excision de l'appendice qui fut trouvé courbé
sur lui-même, très déformé et distendu de façon à former une
grosse masse globuleuse.

L'opération ne présenta pas de difficultés. Il guérit sans symptômes alarmants et depuis son opération il n'a ressenti aucun
trouble dans sa fosse iliaque.

Déjà un assez grand nombre d'opérations du même ordre
(ablation de l'appendice dans la période de quiescence,
comme moyen prophylactique) ont été faites avec succès.

Holmes (1) cependant a rapporté un cas où le malade,
opéré pour un perityphlite à rechute, n'aurait pas tiré un
grand bénéfice de son opération et aurait continué à souffrir.

---

(1) Holmes Timothy, *Royal Surgical and medic. Society* (*British med. Journ.*,
14 février 1898).

Des objections se sont élevées contre la façon de faire de Trèves, et Dennis de New-York (1) préfère voir enlever l'appendice non pas pendant la période d'accalmie, mais d'une façon précoce, au moment d'une attaque ; parce que, dit-il, rien ne permet d'affirmer que cette attaque que l'on craint surviendra. — Trèves lui répond (2) que l'opération est alors plus difficile et plus dangereuse, et qu'en outre une opération plastique pour réussir doit être faite sur des tissus aussi peu enflammés que possible.

Trèves, d'ailleurs, peut défendre d'autant mieux sa méthode qu'elle ne lui a donné que des succès. Non seulement les malades ont guéri de leur opération mais encore des accidents pour lesquels ils ont été opérés.

Lawson-Tait a opéré plusieurs fois également dans des circonstances analogues pendant la période de calme pour des accès répétés de pérityphlite.

Cependant (3), il considère comme inutile d'enlever l'appendice ; voici d'ailleurs l'observation à propos de laquelle il formule cette opinion :

Jeune homme de vingt-sept ans. Vu au commencement d'octobre 1889 pour des attaques répétées de pérityphlite dont il souffrait depuis le commencement de l'année.

---

(1) D* Fred, S. Dennis. — *Medical News*, 1890.
(2) Trèves, *The Lancet*, 11 octobre 1890, p. 792.
(3) Lawson-Tait, *British medical Journal*, 5 octobre 1889, p. 703.

Les crises étaient de durée et d'intensité variables ; elles sont survenues aux dates suivantes :

Du 1er février au 4 avril ; du 8 mai au 12 avril ; du 11 juillet au 16 août.

Cette dernière attaque avait été d'une gravité toute particulière.

Dans chaque crise on avait perçu la tumeur ovoïde caractéristique d'une appendicite. Elle augmentait pendant l'attaque et diminuait pendant la convalescence.

Opération le 20 août, les phénomènes aigus étant terminés.

Incision de trois pouces de long à environ un pouce de l'épine iliaque antérieure et supérieure. On tombe sur une cavité suppurante en rapport avec la paroi externe du cœcum.

L'appendice vermiforme, augmenté d'environ trois fois son volume est très dur. En le saisissant entre les doigts, à sa base, Lawson-Tait eut la sensation d'un corps étranger qui obturait l'orifice cœcal.

L'appendice fut fendu près de son extrémité libre ; une sonde introduite dans la lumière du canal chassa le corps étranger dans le cœcum.

La sonde, introduite dans l'appendice, fut laissée en place, même après la suture de la plaie et ne fut retirée que trois jours après.

Le tube à drainage fut enlevé six jours après l'opération. Guérison rapide sans accident.

Lawson-Tait ajoute que deux fois dans des circonstances semblables il a enlevé l'appendice vermiforme. Bien que ces deux cas aient guéri, il est disposé à croire que les chances opératoires sont un peu aggraveés par ce détail :

« Certainement, je continuerai à suivre le nouveau plan

d'ouvrir l'appendice, de le drainer isolément, jusqu'à ce qu'une raison suffisante me fasse revenir à mon ancienne méthode de l'ablation. »

Voici encore une opération toute récente faite par Pridgin Teale (1) (de Leed) pendant une période de calme pour typhlite à rechutes :

M. P..., grand joueur de criket et de foot-ball, entrait en convalescence de sa quatrième attaque quand Pridgin Teale le vit.

Il avait eu antérieurement, en mars 1890, une première attaque qui dura trois semaines.

Sept semaines après le début de la première attaque, deuxième crise, très semblable à la première, qui dure trois semaines également.

Troisième attaque, quatre semaines après le début de la deuxième (le malade était convalescent depuis une semaine). Cette troisième crise le laissa dans un très mauvais état. Il était incapable du moindre exercice.

La quatrième attaque fut beaucoup plus grave que les précédentes, elle survint au commencement d'octobre 1890. Le 13 octobre, opération.

Les symptômes locaux étaient très masqués par le tympanisme abdominal.

Les indications opératoires dans ce cas furent données par l'état permanent de maladie depuis six mois avec impossibilité de travailler, la gravité croissante des crises et la persistance d'une tuméfaction dans la fosse iliaque droite.

Incision de quatre pouces environ directement sur la tumeur,

---

(1) PRIDGIN TEALE, *British med. Journal*, 1891, p. 110.

oblique en dedans et en bas, sur une ligne partant de l'ombilic et se terminant un peu en dehors du milieu du ligament de Poupart.

Après l'ouverture du péritoine, la tumeur est facilement atteinte. Elle est formée de l'épiploon adhérent et du petit intestin entourant un centre plus dur.

En détachant les adhérences, on trouva l'appendice vermiforme augmenté de volume.

Ligature au catgut, puis suture de l'extrémité invaginée.

Lavage soigneux, drainage et suture de la plaie en trois plans.

La guérison fut rapide : il put se lever trois semaines après l'opération. Huit semaines après l'opération le malade allait tout à fait bien, il n'avait plus ces douleurs qui ne l'avaient pas quitté depuis six mois.

Roux (de Lausanne) (1) a également pratiqué des résections d'appendice pendant les périodes de calme pour des appendicites à rechute.

De même Murray (2) a fait la même opération avec succès.

III. — *Pérityphlite suppurée*

Voyons maintenant les cas plus fréquents et plus importants, dans lesquels les inflammations péri-cœcales se terminent par la suppuration.

---

(1) Roux, *Revue médicale de la Suisse romande*, mai-juin 1890.
(2) Murray, *New-York medical Journal*, 24 mai 1890.

Celle-ci peut être, comme nous l'avons dit, localisée ou peut provoquer une péritonite aigüe en se généralisant.

Il est intéressant de rechercher dans quelle proportion l'inflammation reste localisée à la région péri-cœcale. Les recherches de Maurin et de Weir nous renseignent sur ce point.

Maurin trouve, sur quatre-vingt-dix cas, vingt-deux fois seulement une suppuration localisée, dans les autres cas il y avait péritonite diffuse. Weir, de son côté, trouve que, sur quatre-vingts cas, il n'y avait suppuration localisée que onze fois.

Je ne discute pas ces chiffres, cependant je crois qu'à l'avenir cette proposition sera modifiée, car la péritonite généralisée s'établit rarement d'emblée. Il y a, dans la très grande majorité des cas, d'abord une inflammation péri-cœcale qui ne s'étend que peu à peu et contre laquelle le traitement chirurgical précoce aura une grande utilité. La statistique est noircie par les cas anciens dans lesquels on n'est pas intervenu.

Notre malade ne serait sans doute pas mort de péritonite généralisée s'il avait pu être opéré plus tôt.

Quoi qu'il en soit, voyons dans quelles conditions le chirurgien peut et doit être appelé à intervenir.

On ne discute plus ici sur des hypothèses comme dans les cas qui ont guéri médicalement, on a des renseignements précis fournis par les constatations sur le cadavre ou d'après les résultats des opérations.

Un fait qui devait naturellement s'imposer d'après la disposition anatomique du péritoine, du cœcum et de son appendice, c'est que les abcès péri-cœcaux sont situés dans le péritoine. Ce sont en réalité des péritonites enkystées.

Fitz, qui a fait le relevé de deux cent cinquante-sept autopsies d'appendicite perforante et deux cent neuf fois de cas dénommés typhlites ou pérityphlites, a constaté que dans chaque cas la suppuration était intra-péritonéale. Sands (1) au contraire admet que la suppuration est extra-péritonéale, qu'elle siège dans le tissu cellulaire sous-péritonéal. Son argumentation s'appuie sur beaucoup d'observations insuffisantes ; ainsi que le fait remarquer Fitz, elle s'appuie aussi sur l'opinion d'auteurs, soit anciens, soit modernes, qui ont écrit à un moment où les inflammations pérityphliques étaient mal connues.

D'ailleurs, dans beaucoup d'observations que nous avons lues, on trouve souvent cette phrase : « On prend soin de ne pas ouvrir le péritoine ; » et plus loin : « Écoulement abondant de pus d'une cavité dont les parois sont formées par les intestins ; » ou bien : « au fond de laquelle nous trouvons l'appendice ; » ou bien encore : « avec le pus s'échappe une concrétion fécale ou un corps étranger ; » n'y a t-il pas là

---

(1) SANDS, *British medical Journal*, fév. 1888.

une contradiction évidente. Cependant il ne faut pas être absolu : si les abcès sont, dans l'immense majorité des cas, intra-péritonéaux, ils peuvent être, quelquefois aussi, extra-péritonéaux et siéger dans le tissu cellulaire sous-péritonéal.

Je rappellerai les recherches de Fergusson, dont j'ai parlé plus haut (page 16) qui a trouvé, à l'autopsie d'un cadavre, une fistule dont le trajet était dans la gaîne du psoas et qui avait pour origine une ancienne lésion de l'appendice vermiforme.

Je reppellerai aussi les nombreuses observations dans lesquelles le pus, remontant en arrière sous le péritoine jusqu'à la face inférieure du diaphragme, s'est ouvert dans la plèvre ou dans les bronches et dont la suivante peut être considérée comme un type.

Appendicite perforante. — Abcès pérityphlique ouvert dans la plèvre.

Épanchement pleural purulent et fécal (Gravitz. *Berliner Klin, Wochenschr.*, 12 août 1889).

Femme qui, quatorze jours avant le début de l'observation médicale, fut prise de vomissements, de fièvre, de douleur dans le côté droit.

Constipée au début, il y eut de la diarrhée après un purgatif. Pouls petit et fréquent, respiration courte et rapide.

Langue sèche et brune. Vomissements et diarrhée.

Dans le cours de la maladie, de la matité se montra dans la partie postérieure du flanc droit. L'aspiration révéla un épanchement séro-sanguin. L'abdomen était distendu, mais pas sensible à la pression et, dans la région iléo-cœcale droite, matité peu nette.

La fièvre était irrégulière, sans grand changement pendant les dernières trois semaines, quand la mort survint. On pensa au début à une fièvre typhoïde, mais finalement on porta le diagnostic d'infection d'origine abdominale.

L'autopsie montra une perforation de l'appendice avec une suppuration rétro-péritonéale remontant derrière le cœcum, le duodénum et à travers le diaphragme dans la cavité pleurale droite.

L'appendice vermiforme était gangréneux et contenait une concrétion fécale, c'était le point de départ de l'inflammation. Il y avait aussi une petite perforation ouverte dans la cavité péritonéale, survenue certainement dans les derniers jours et qui avait produit une péritonite purulente localisée.

Le point intéressant était que le pus s'était ouvert une voie dans la cavité pleurale. La plèvre contenait un épanchement purulent épais fécaloïde.

On ne put déterminer à quel moment s'était faite la perforation du diaphragme.

Ce sont des cas de ce genre qui ont donné lieu à des discussions pour savoir si le pus était intra-péritonéal ou extra-péritonéal. On pourrait soutenir en effet dans cette observation qui précède que la suppuration extra-péritonéale n'a été que secondaire à une suppuration intra-péritonéale localisée.

Dailleurs Fitz, argumentant l'opinion de Sands admet que la suppuration peut être extra-péritonéale, mais qu'alors elle est toujours secondaire à une péritonite enkystée primitive qui a pu se rompre dans le tissu sous-péritonéal.

Quoi qu'il en soit, il est admis actuellement d'une façon générale que les abcès sont presque constamment intra-péritonéaux et que l'abcès extra-péritonéal est l'exception.

Gerster a cherché à établir une classification de ces abcès et il a admis des types que M. Reclus rappelle dans son article sur les appendicites (1), en reprochant cependant à Gerster d'avoir un peu compliqué les formes et surtout la façon d'intervenir pour chaque cas particulier.

Gerster admet : 1° un type iléo-inguinal, le plus fréquent, qui répond directement à la paroi abdominale, un peu au-dessus du pli de l'aine;

2° Un type antérieur développé sur la face antérieure du cœcum ;

3° Un type postérieur au cœcum ;

4° Un type rectal qui gagne la cavité du petit bassin;

Enfin, 5° Un type méso-cœliaque qui se développe entre les anses intestinales qui constituent sa paroi.

En outre, tous ces types peuvent se combiner entre eux.

Il faut reconnaître que si ces formes répondent à la réalité, le chirurgien qui est appelé à intervenir ne les diagnostique, le plus souvent, que pendant son intervention, quoi qu'en dise Gerster qui cite cependant des observations

____

(1) Reclus, *Des appendicites, Revue de Chirurgie,* octobre 1890.

où il a réglé son opération suivant le type qu'il avait reconnu.

Dans la majorité de ces cas d'abcès nettement limités, l'intervention peut être assez tardive et on incise sur le point même où la suppuration soulève la peau. C'est ce qui arrive d'ailleurs forcément quand, moins fréquemment, il est vrai, les rapports du cœcum ou de l'appendice sont modifiés par une disposition anatomique anormale ou par une inflammation antérieure.

Il est bien établi maintenant, et je ne reprendrai pas la discussion de ce point, que ces abcès pérityphliques ont l'appendice vermiforme pour point de départ dans une proportion peut-être même plus grande encore que ne l'indiquent les statistiques, car, dans certains cas où l'on a pu trouver une perforation du cœcum, il a pu y avoir perforation de dehors en dedans et on a pu attribuer ainsi au cœcum, à un moment où l'on s'occupait peu de l'appendice, ce qui, en réalité, revenait à l'appendice d'autant que la perforation appendiculaire peut être très petite.

Je m'étendrai davantage sur la symptomotalogie.

Ou bien les cas, en ce qui concerne l'intervention chirurgicale, sont assez simples. Après les symptômes du début, qui sont très semblables à ceux des cas qui guérissent médicalement, on voit la fièvre persister irrégulière avec des frissons, la douleur de la fosse iliaque droite persister ou augmenter. La tumeur, au lieu de diminuer, augmente

et devient fluctuante sous la peau. Alors, pas de discussion. On ouvre l'abcès sur le point le plus accessible.
C'est la pratique ancienne.

Dans les cas heureux où l'enkystement de l'abcès est
parfait, le malade guérit après une suppuration plus ou
moins longue. Mais souvent aussi, alors que l'on a attendu
que la fluctuation soit perceptible, il y a déjà des traces de
péritonite généralisée et le malade meurt dans un temps
plus ou moins court après l'ouverture de l'abcès.

L'intervention d'ailleurs peut être retardée par la présence de la sonorité au-devant de la zone profonde empâtée.
D. Mollière (de Lyon) (1) a attiré l'attention sur cette sonorité qui est pour lui une indication d'opérer. « M. Mollière
plonge son bistouri en pleine zone sonore et il s'écoule
alors par l'ouverture produite du gaz et du pus, et un examen attentif permet de constater qu'il n'existe encore
aucune perforation intestinale. » Mais il est fort probable
qu'il y avait dans les cas de M. Mollière une perforation de
l'appendice.

Livré à lui-même, le pus de l'abcès peut se faire une
voie dans différents sens.

Bull a réuni des cas dans lesquels l'ouverture s'est faite :

A l'extérieur, trente-huit fois ; dans le cœcum, quinze fois ;

---

(1) MOLLIÈRE, *Société des sciences méd. de Lyon*, juin 1886 (*Lyon Médical,*
octobre 1886, page 176) ; Communication sur la thérapeutique des abcès de la fosse
iliaque et pérityphliques.

dans le péritoine, huit fois ; dans le rectum, deux fois ; dans l'artère iliaque, deux fois ; dans le thorax et la vessie, deux fois.

Nous venons d'étudier des cas où la suppuration entourée par des adhérences solides reste localisée, ou elle vient se mettre en rapport avec la peau assez rapidement ou bien souvre dans un organe assez voisin, ce que l'on peut considérer comme une terminaison relativement bénigne ; mais le tableau clinique n'est pas toujours aussi simple et nous avons à voir maintenant des cas où après un début soit lent et insidieux, ou bien après un début brusque accompagné de frissons avec fièvre, vomissements et douleur violente dans la fosse iliaque, les symptômes persistent graves ou, au moins, inquiétants.

Tantôt, après ce début violent, les symptômes aigus s'apaisent, la douleur également peut diminuer ou disparaître, ainsi que la température, le pouls est bon, il reste cependant dans la fosse iliaque droite un empâtement avec de la matité. On ne peut sentir la fluctuation et le chirurgien est incertain sur l'issue de la maladie. Or, dans la plupart de ces cas, les symptômes, qui avaient semblé se calmer ou qui étaient restés stationnaires pendant quelques jours redeviennent brusquement graves, l'opium et le traitement médical qui avaient calmé au début, sont maintenant sans action. La sensibilité de l'abdomen augmente, le ventre se ballonne, des vomissements surviennent : bilieux au début, puis porracés, et quelquefois stercoraux, on se croira en présence d'un étranglement interne. Il y a du hoquet.

La douleur, au début localisée, gagne tout l'abdomen, a des irradiations vers la cuisse, les testicules ou le périnée, il y a de la rétention d'urine par parésie vésicale ou ténesme.

Puis le cœur devient petit et rapide ; il y a du délire, de l'algidité et du collapsus, et le malade meurt avec tous les signes d'une péritonite généralisée, dont on retrouve les lésions à l'autopsie. Celles-ci ont pour point de départ la fosse iliaque droite où le pus est plus abondant, et, baignant dans le pus, l'appendice vermiforme ulcéré, perforé.

C'est bien là, je crois, le tableau le plus fréquent que l'on observe dans l'appendicite perforante quand les choses sont laissées à elles-mêmes.

Fitz nous enseigne à quel moment survient le plus souvent la mort dans ces cas.

Deux tiers des cas mortels par appendicite le furent dans les huit premiers jours ; de plus, la moitié de ces derniers le furent dans la deuxième moitié de cette première semaine.

« Il est donc évident, ajoute-t-il, que ces malades auraient pu guérir si on les avait opérés, non seulement dans la première semaine mais surtout dans la première moitié de la première semaine. »

D'ailleurs, les chirurgiens, qui ont pour principe d'opérer d'une façon précoce, disent avoir toujours trouvé du pus.

Kraft a réuni cent six cas de pérityphlite qui avaient tous un foyer purulent. Holländer croit que, sur les quatre-vingts cas traités à la clinique de Biermer, il y avait également du pus.

On a conseillé et beaucoup de chirurgiens emploient comme moyen de diagnostic la ponction exploratrice. Ce procédé est généralement repoussé en France.

En effet, la ponction exploratrice n'a d'utilité véritable que quand le diagnostic de suppuration est incertain; dans ces cas, l'abcès est profond et petit, or, le fait de ne pas obtenir de pus par l'aiguille ne permettra pas d'affirmer qu'il n'y a pas de suppuration.

En outre, la ponction peut être un moyen d'inoculation du péritoine par l'extrémité de l'aiguille qui vient de baigner dans un milieu septique.

Sands qui n'est pas partisan de la ponction exploratrice rapporte quelques exemples où elle a été très préjudiciable, entre autres celui-ci que je rapporte :

On fit une ponction et on incisa ensuite sur l'aiguille laissée en place ; l'aiguille traversait une anse intestinale qui fut ouverte par le bistouri.

On dut faire un anus contre nature; le malade mourut de péritonite.

Gerster (1) rapporte également un cas de mort dû à la ponction exploratrice. Il y avait eu, par ce seul fait, contamination du péritoine.

Malheureusement, loin de pouvoir faire un diagnostic précis de la lésion, on ne peut porter un jugement bien assis sur le pronostic. Les partisans de la temporisation peuvent facilement fournir des observations où les symptômes, après avoir été très graves, avec, même, des accidents péritonéaux, se sont calmés et les malades ont guéri ; mais, par contre, les partisans de l'intervention précoce peuvent de leur côté apporter des statistiques qui prouvent que plus l'intervention est précoce plus le succès est assuré.

Si on suit la méthode des chirurgiens américains surtout, aussitôt qu'il y aura des phénomènes graves on devra opérer. Bull (de New-York) admet quarante-huit heures environ comme une limite qu'on ne doit pas dépasser, quand on le peut. Son opération la plus précoce a été faite trente heures après le début des premiers symptômes.

Cette précocité de l'intervention peut être justifiée par les nombreux cas mortels, résultats d'une intervention trop tardive.

Si on consulte les chirurgiens qui ont émis un avis sur la durée de l'expectation, on voit des différences assez grandes.

---

(1) Gerster, *Aseptic and antiseptic surgery* New-York, 1888, p. 248.

Trèves pense qu'il est rarement nécessaire d'opérer avant le cinquième jour.

Roux (de Lausanne) et M. Reclus admettent cinquante-huit heures environ.

M. Berger dit de son côté que trente-six à quarante-huit heures d'aggravation constituent une indication suffisante d'opérer.

Mais un point sur lequel tout le monde est d'accord, sans attacher une importance plus grande qu'il ne convient au nombre d'heures et qui ne peut souvent pas d'ailleurs être précisé, ce que tout le monde admet, dis-je, c'est qu'il faut opérer de très bonne heure, sans attendre que la suppuration vienne se faire jour à la peau.

L'ouverture de l'abdomen n'a pas une gravité si grande quand on sait pratiquer une antisepsie rigoureuse. Et d'ailleurs, pourquoi ne pas agir pour les appendicites comme on agit pour les salpingites qui cependant présentent une mortalité bien moins grande et des difficultés opératoires bien plus considérables.

Krecke(1) rapporte une observation dans laquelle l'intervention chirurgicale ne fut pas employée, mais à propos de laquelle il fait une discussion intéressante.

Malade atteint pour la première fois, le 22 août 1886, des

---

(1) KRECKE, Deutsche Zeitsch. f. chirurgie, 1890, p. 257.

symptômes d'une pérityphlite et qui est reçu le 24 août à la clinique médicale d'Erlangen.

Il avait à ce moment une température de 39°,6. — Douleur dans tout l'abdomen, surtout marquée dans la fosse iliaque droite; matité dans la région. — Vomissements, diarrhée.

L'incision était donc indiquée mais avec les idées d'alors, on le traita médicalement et il guérit dans un temps relativement court.

Le 14 septembre la région était encore douloureuse, mais on n'y sentait rien d'anormal.

La douleur ne disparut guère qu'au milieu de novembre. Il avait cependant encore de temps en temps des poussées de fièvre jusqu'à 39°,3. Le 5 novembre, il y eut encore 38°,3.

Le 9 novembre il sort « *guéri* », mais avec nos idées actuelles il n'était pas guéri du tout.

Les douleurs persistantes et les poussées de fièvre prouvaient bien qu'il y avait un abcès pérityphlique qui pouvait récidiver.

L'opération, même alors, était encore indiquée.

Malgré donc la présence certaine de cet abcès, le malade se porta bien jusqu'au 9 mai 1887. Il présenta alors les mêmes symptômes que la première fois. — La matité seule faisait défaut.

Une intervention aurait pu encore être pratiquée à ce moment.

Mais l'état du malade empira, malgré une thérapeutique interne. Il y avait des vomissements incoercibles et de la faiblesse du cœur.

La matité survint peu à peu dans la région iléo-cœcale et s'étendait, le 22 mai, jusqu'à la ligne blanche en dedans et en haut jusqu'à l'ombilic.

On fit une ponction exploratrice. On eut du liquide purulent, et le malade fut passé à la clinique chirurgicale.

Là, lorsqu'on voulut faire l'incision le lendemain, on vit que la matité avait complètement disparu et on émit l'opinion que le liquide retiré par aspiration provenait de l'intestin.

Les jours suivants les forces du malade diminuèrent de plus en plus et il mourut le 31 mai.

A l'autopsie on trouva une grande cavité suppurante autour du cœcum, où il y avait une perforation. On négligea d'examiner l'appendice. — Cette perforation n'a été que secondaire, et c'est ainsi qu'il faut expliquer la disparition subite de la matité.

Donc, quatre fois, pendant le cours de cette observation, il y eut indication pour intervenir chirurgicalement et cependant l'opération fut négligée.

IV. — *Péritonite généralisée*

Ce que nous venons de dire sur l'intervention précoce, sur la nécessité qui n'est plus maintenant discutée d'ouvrir les pérityphlites alors que l'inflammation est encore limitée a surtout pour but d'empêcher la survenue d'une quatrième catégorie de cas où l'inflammation envahit le péritoine tout entier.

Cette invasion du péritoine peut se faire d'emblée et être le premier symptôme ; les troubles du côté de la fosse iliaque droite ont été très minimes, ont passé inaperçus et quand le malade est vu pour la première fois il est atteint d'une péritonite aiguë généralisée ; ou bien survenir dans

le cours d'une pérityphlite à abcès primitivement circonscrit.

Dans les cas où la péritonite généralisée s'installe d'emblée on se trouve en présence des symptômes de la péritonite
par perforation qui sont bien connus et que je ne crois pas
nécessaire de rappeler. Le diagnostic du point d'origine est
souvent difficile à faire et il sera, dans la plupart des cas,
impossible d'affirmer si l'on se trouve en face d'une appendicite perforante.

Cependant, le siège primitif de la douleur, le maximum
de cette douleur, alors même que la péritonite est déjà
diffuse, seront les phénomènes les plus importants pour
établir ce diagnostic ; l'empâtement de la fosse iliaque
droite fait presque toujours défaut dans ces cas. L'interro-
gatoire et les commémoratifs serviront à établir l'existence
probable ou la non-existence des maladies antérieures pouvant causer une péritonite par perforation, soit du côté
de l'estomac, du duodénum ou de l'intestin (tuberculose ou
fièvre typhoïde ambulatoire). On devra se renseigner aussi
sur l'existence antérieure d'accès de pérityphlite.

Mais dans le cas où le diagnostic resterait incertain
l'attention devra se porter, avant tout, vers l'appendice
vermiforme, car le plus grand nombre des péritonites appe-
lées autrefois idiopathiques n'avaient souvent pas d'autre
origine.

Dans le cas, en outre, où la laparotomie sera faite, il faudra, avoir soin aussi de vérifier l'état du cœcum et de l'appendice.

Très souvent la péritonite n'a pas un début aussi brusque, et les premiers symptômes ont appelé l'attention du médecin vers la fosse iliaque droite; l'intervention précoce, pour une raison ou pour une autre, a été différée trop longtemps; alors on voit le ventre se ballonner et les symptômes qui avaient semblé se calmer prennent tout d'un coup une gravité nouvelle; les vomissements surviennent et la matité gagne les parties déclives, le facies devient grippé, la langue se sèche. Le pouls devient petit et fréquent, et le collapsus survient peu à peu. C'est la forme la plus fréquente des péritonites qui surviennent après perforation de l'appendice. En effet, comme le fait remarquer Krecke (1), l'appendice est, comme agent producteur de la péritonite par perforation, un organe tout particulier.

La rapidité de diffusion de la péritonite est en rapport non seulement avec la qualité mais aussi avec la quantité de matière versée dans la cavité péritonéale. Or il est assez rare que l'appendice, dont la lumière est petite, puisse rapidement déverser une grande quantité de matière septique, aussi la péritonite localisée est-elle plus fréquente et ne s'étend-elle que peu à peu. C'est pourquoi aussi l'intervention chirurgicale très précoce donnera-t-elle des résultats beaucoup plus favorables dans les péritonites par perforation

---

(1) Krecke, *Deutsche Zeitsch. f. chirurgie*, 1890, p. 257.

de l'appendice que dans n'importe quelle autre espèce de péritonite par perforation. Les adhérences, en effet, ont le temps de se produire et d'enkyster la suppuration pendant un temps relativement assez long.

La distinction qui a été établie par Mikulicz pour les péritonites par perforation, en péritonite septique diffuse et en péritonite suppurée progressive, ne peut donc mieux s'appliquer que pour les péritonites consécutives à la perforation de l'appendice.

Je pense, comme Kreeke, que ces considérations ont une très grande importance au point de vue de l'intervention chirurgicale.

L'intervention que comporte ces péritonites est très simple et ne demande pas grandes considérations.

En effet, dans la péritonite diffuse d'emblée il importe d'agir immédiatement, d'une façon radicale, en pratiquant la laparotomie médiane et en faisant de grands lavages péritonéaux.

L'opération doit être faite sans le moindre retard et être suivie d'un drainage très soigné.

Au besoin, ainsi que cela a été fait dans beaucoup d'observations, une incision latérale sur le foyer de l'appendice malade pour y établir également le drainage de la poche purulente.

Dans les cas où la péritonite n'est pas diffuse, on peut se contenter d'une laparotomie latérale sur le cœcum avec ou sans résection de l'appendice, lavage et drainage, et se tenir prêt à pratiquer, en outre, une laparotomie médiane si les symptômes péritonitiques continuent à progresser.

Si le diagnostic de la perforation de l'appendice ne peut être fait dans tous les cas, le diagnostic de la péritonite elle-même, qui comporte avec lui l'opération immédiate, est en général des plus facile.

Les symptômes sont presque toujours des plus éclatants : le début brusque de la douleur, le ballonnement du ventre, les vomissements, etc., sont des signes qui font rarement défaut. Cependant on a cité des observations où ces signes ont été particulièrement frustres, et voici deux observations rapportées par Trèves, l'une de Buck, l'autre de Fitz, qui peuvent être considérées comme des types de péritonites à symptômes latents :

1° Un marin travailla à rouler des tonneaux de farine jusqu'au jour de son admission à l'hôpital. Il avait, à ce moment, une volumineuse tumeur fluctuante au-dessus du ligament de Poupart;

2° Un autre marin, en quittant Portland (U.-S.-A), se purge à ce moment, à cause d'une douleur dans la fosse iliaque droite. — Il arrive à New-York cinq jours après. Quoique souffrant, il travailla pendant la semaine qui suivit. — Il quitte New-York pour Boston où il arrive le treizième jour après le commencement de la douleur.

Les symptômes d'une péritonite généralisée étaient des plus évidents, et il meurt le jour suivant.

On trouva un appendice gangréné dans la cavité d'un abcès iliaque.

Mode d'intervention chirurgicale

J'ai préféré réunir dans un chapitre spécial la discussion sur l'incision à employer dans les différents cas que nous avons passés en revue.

Je serai bref d'ailleurs sur ce sujet qui a été complètement traité par M. Ricard (1) dans sa revue de la *Gazette des Hôpitaux.*

Les cas dans lesquels le chirurgien aura à intervenir peuvent être classés ainsi :

1° Abcès plus ou moins superficiels ;

2° Abcès profonds ou résection de l'appendice ;

3° Péritonite plus ou moins généralisée.

Quand l'abcès est superficiel, il n'y a pas à chercher longtemps où doit porter l'incision. Elle doit être faite évidemment sur le point culminant de l'abcès.

Il n'y a pas d'indication spéciale et l'on doit agir comme pour un abcès ordinaire. Il ne peut d'ailleurs y avoir de discussion à ce sujet.

Voyons les cas où la suppuration est profonde ou douteuse.

---

(1) Ricard, *Gazette des hôpitaux*, 1891, 7 février, page 152.

Le but sera ici d'atteindre la suppuration ou, ce qui revient à peu près au même, à atteindre l'appendice vermiculaire.

Plusieurs procédés ont été proposés et mis en pratique.

L'incision la plus fréquemment employée est l'incision de la ligature de l'iliaque interne; je n'ai pas à la décrire.

Cette incision a été plus ou moins modifiée par beaucoup de chirurgiens.

Trèves emploie une incision oblique en dedans et en bas, juste en dehors de l'artère épigastrique et se terminant un peu au-dessus et en dehors du milieu du ligament de Poupart.

Sands, après de nombreuses dissections, s'était arrêté à l'incision de ligature des vaisseaux iliaques. Actuellement il préfère l'incision suivante :

Incision verticale de quatre pouces de long, commençant à un pouce au-dessus et en dehors du milieu du ligament de Poupart et finissant à un pouce au-dessous d'une ligne horizontale passant par l'ombilic.

L'incision est prolongée ensuite à son extrémité inférieure de trois quarts de pouce en dedans et parallèlement au ligament de Poupart. Cette incision est très semblable à celle que préconise Max Schuller (1):

---

(1) Max Schuller, *Arch. f. Klin. Chirurgie de Langenbeck*, t. XXXIX, fascicule 4, p. 855.

Incision verticale à un centimètre en dedans du milieu du ligament de Poupart et remontant à environ 0ᵐ,10 de hauteur.

Cette incision aurait, sur l'incision parallèle au ligament de Poupart, l'avantage de conduire plus directement sur le cœcum et l'appendice et, en outre, de donner plus de facilité opératoire tout en nécessitant une incision de moindre étendue, ce qui évidemment a son avantage.

Roux (de Lausanne) (1) fait une incision de 15 à 18 centimètres de long, parallèle au ligament de Poupart, remontant au-delà de l'épine iliaque antérieure et supérieure dont elle est distante de 1 centimètre et demi à 2 centimètres. Cette incision est moitié en dedans moitié en dehors de l'épine iliaque antérieure et supérieure. « Arrivé sous le fascia transversalis, parfois infiltré et épaissi, nous incisons le péritoine seulement dans la partie supéro-externe de la plaie, là où on est sûr de rencontrer le cœcum. Nous engageons alors l'index entre l'intestin, que nous refoulons en dedans, et la paroi abdominale externe ; puis nous poursuivons l'exploration et le décollement jusqu'en arrière, lorsque le pus n'a pas jailli au premier coup et que nous avons quelque raison de placer le siège de l'abcès dans l'espace rétro-cœcal.

Si nous ne trouvons rien, nous terminons peu à peu la

---

(1) Roux, *Revue médicale de la Suisse romande*, mai 1890.

section du péritoine et continuons à explorer la fosse iliaque, ménageant les adhérences, cherchant, si c'est nécessaire, à atteindre d'abord le point d'insertion de l'appendice, d'où l'on est sûr de ne plus manquer le but. Si l'extrémité de l'appendice est difficile à trouver, c'est qu'elle est enfermée dans un paquet d'adhérences, d'où l'on fera sortir le pus dans la plaie. A ce moment, l'indication est remplie ; le malade ne court plus de risque de la péritonite et l'on peut se borner à drainer et à tamponner la plaie, dont on diminue les dimensions par quelques sutures. On ne doit pas oublier que l'opération a surtout pour but de parer au danger de perforation dans le péritoine, et l'on n'aura pas pas honte de réserver à plus tard, si elle est dangereuse (en compliquant ou prolongeant l'opération), la résection de l'appendice ou l'occlusion d'une fistule qu'on fait, séance tenante, dans des conditions favorables. »

Nous avons tenu à rendre, *in extenso*, la méthode de Roux ; il est un des chirurgiens qui ont opéré le plus grand nombre de fois pour des pérityphlites et qui par conséquent a un jugement bien assis sur cette intervention.

M. Reclus a préconisé également cette incision.

C'est elle, en effet, avec celle de Max Schuller, que l'on devra préférer.

Une autre méthode un peu différente a été proposée pour opérer les suppurations profondes ou douteuses : c'est l'incision en deux temps.

Déjà pratiquée par Sands, elle a été de nouveau décrite par Sonnenburg (1). Cette méthode consiste à inciser la paroi abdominale, le deuxième, troisième, quatrième jour, en s'arrêtant au péritoine qui n'est ouvert seulement que le cinquième, sixième ou septième jour, alors que la présence du pus est constatée au niveau de la plaie par la fluctuation ou par une ponction exploratrice.

La ponction peut être répétée tous les jours jusqu'à ce que l'on constate la formation d'adhérences, alors on ouvre avec le thermo-cautère.

Cette pratique aurait donné de bons résultats à Sonnenburg, mais il faut remarquer qu'elle est insuffisante cependant à préserver, d'une façon certaine, pendant les jours de temporisation, l'infection du péritoine dans les cas à marche rapide.

Quel que soit d'ailleurs le procédé employé pour ouvrir l'abcès, il faudra s'attacher à ne pas trop déchirer les adhérences qui limitent ses parois, de façon à ne pas ouvrir la grande cavité péritonéale. On fera un lavage soigneux antiseptique.

Reste la question de la résection de l'appendice. Elle devra être faite dans tous les cas où cela ne compliquera pas trop l'opération; toutes les fois que cet organe tombera

---

(1) SONNENBURG, *Société de médecine interne de Berlin*, 5 janvier 1891 (analysé *Semaine médicale*, 14 janvier 1891).

M.   5

sous la main, ou qu'il sera facile à détacher des adhérences, il sera bon de l'exciser à sa base et de suturer son extrémité.

Lawson Tait est d'avis de le laisser en place et ce sera sa pratique habituelle, dit-il, jusqu'à ce qu'une raison suffisante vienne lui prouver le contraire.

Il sera cependant important, pour assurer une cicatrisation rapide et éviter des récidives, de rechercher les calculs qui peuvent se trouver dans son intérieur et de les enlever.

Si l'on se trouvait en face d'une perforation du cœcum, on la fermerait par les moyens ordinairement employés, par une suture de Lembert, par exemple.

M. Chaput a conseillé d'ouvrir de suite le péritoine et d'isoler par des sutures du péritoine pariétal avec les parois du cœcum, la grande cavité péritonéale de la région péricœcale.

Je pense qu'il est plus simple de parer immédiatement aux accidents futurs en réséquant de suite l'appendice.

Dans les cas où la suppuration s'est étendue à toute la cavité péritonéale, la laparotomie médiane, comme nous l'avons déjà dit, s'impose, doublée, au besoin, d'une seconde incision sur la région cœcale, de façon à faire un lavage antiseptique très soigné et un drainage parfait.

Le nombre de succès après la laparotomie pour péritonite septique diffuse est assez restreint. Dans beaucoup de cas les lésions se diffusent, en effet, avec une rapidité très grande, et l'intervention, quoiqu'on fasse, est toujours trop tardive; mais, dans beaucoup d'autres cas qui deviendront d'ailleurs moins fréquents, les insuccès tiennent à une trop longue période d'indécision des médecins à qui les premiers soins sont confiés.

M. Ricard en rapporte un cas, dû à M. Richelot, qui est un exemple frappant de cette temporisation regrettable.

Je rapporte ici deux observations dans lesquelles on fit une double incision.

Je dois la première à l'obligeance de mes amis Aldibert et Dupré, internes des hôpitaux, qui ont bien voulu me la donner.

Appendicite. Péritonite généralisée. Laparatomie. Mort. — Garnier Alph. — Agé de six ans, entré le 4 janvier 1891 à l'hôpital Trousseau (salle Barrier, n° 7).

Antécédents : en nourrice jusqu'à deux ans et demi. Pas de maladies depuis que sa mère l'a avec elle. Tousse un peu, s'enrhume facilement, mais assez bonne santé, bon appétit habituel. L'enfant a toujours eu des garde-robes régulières ; pas d'alternatives de diarrhée et de constipation.

Le mardi 30 décembre, en revenant de l'école le soir, il se plaint d'une douleur assez vive dans tout le ventre, sans localisation bien nette, d'après la mère ; le matin, il avait très bien déjeuné, très gai, très bien portant.

Dans la nuit les douleurs abdominales vives ont persisté.

31 *décembre.* — Vomissements alimentaires puis bilieux ; pas de selles depuis la veille, un lavement entraîne quelques matières jaunâtres : ce sont les seules garde-robes qu'il ait eu.

Depuis le 31 les vomissements ont persisté, l'enfant ne gardant absolument rien de ce qu'il prend ; vomissements verdâtres et porracés depuis le 1er janvier au soir. Absence complète de garde-robes et de gaz depuis le premier jour, malgré des lavements successifs.

Les douleurs ont été généralisées d'abord, puis très marquées à gauche, enfin localisées à droite (d'après le médecin). Le ventre était, dit-on, absolument plat. Le 2, au soir, il a commencé à se ballonner. Les douleurs sont devenues plus violentes ; les vomissements sont devenus incessants ; n'a jamais eu de température au-delà de 37°,2.

4 janvier (jour de l'entrée). — État à onze heures du matin : Faciès péritonéal.

Ventre ballonné partout, très douloureux à la moindre pression, sonore dans les parties supérieures, matité dans les parties inférieures, plus marquée dans la fosse iliaque droite où il semble que l'on sente une résistance plus grande que dans la gauche, une tuméfaction profonde mal limitée.

Vomissements porracés. Absence de selles. — Température : 38°,2. Pouls 115, assez fort. Opération, à une heure et demie, faite par M. Broca. Chloroformisation. Sous le chloroforme la palpation profonde ne permet de reconnaître aucune tumeur, aucune rénitence dans la fosse iliaque ; au contraire, la partie supérieure et péri-ombilicale de l'abdomen est plus tendue.

Laparotomie médiane. Incision de 10 centimètres environ. A l'ouverture du péritoine, il s'écoule du pus avec odeur fécaloïde très prononcée. Lavage boriqué. L'index introduit dans la plaie rencontre des adhérences qui l'empêchent d'arriver jusque dans la fosse iliaque droite, fermeture de la plaie médiane. Pour ne pas rompre ces adhérences et pour vérifier l'état du cœcum et de l'appendice, on fait une deuxième incision oblique, longue de 7 à 8 centimètres sur la fosse iliaque droite.

On tombe directement sur le cœcum entouré d'adhérences

solides. L'index reconnaît un corps dur dans l'appendice iléo-
cœcal. On l'attire au dehors, on trouve plusieurs perforations.
Ligature à la base, résection et suture en surget. Drainage. Suture de la plaie, profonde et superficielle.

Durée de l'opération : quarante minutes. L'enfant très affaibli
succombe à sept heures du soir.

Autopsie, trente-six heures après la mort :

Péritonite généralisée, avec adhérences molles, gélatiniformes,
sans cloisonnements.

Pas de cavités ou de clapiers. Anses intestinales rouges et
injectées jusque dans les parties supérieures, jusque sous la face
inférieure du foie.

Peu de liquide dans le petit bassin, sanguinolent, fétide, à
odeur fécaloïde manifeste.

Le cœcum est mobile. Dans la fosse iliaque droite comme dans
le reste du péritoine, adhérences et injection inflammatoire.

Voici une autre observation dans laquelle il y a eu aussi
une double incision, mais avec une variante :

1° Incision latérale pour résection d'un appendice gangréné ;

2° Laparotomie médiane pour péritonite suppurée. Gué-
rison — Communiquée par sir Dyce Duckworth et M. John
Langton, à *Royal med. and surgical Society* (*British
Med. Journal*, 15 juin 1889, p. 1347).

Il s'agit d'un enfant qui présentait tous les symptômes d'une
suppuration aiguë dans le voisinage du cœcum. On se mit de
suite en mesure d'opérer et on trouva un appendice vermiforme

gangréné qu'on enleva avec la concrétion fécale qu'il contenait.

Quelques jours plus tard une laparotomie médiane fut faite en raison de symptômes de péritonite récente dans le côté gauche. Une collection purulente de quelques onces fut trouvée limitée par des anses intestinales agglutinées.

L'abcès se prolongeait profondément dans la cavité pelvienne; drainage et guérison complète, mais un peu lente.

Voici une troisième opération de même ordre.

D' W. Gill Wylie. *American Journal of Obestetric*, 1889, p. 405):

Abcès pérityphlique rompu dans le péritoine, péritonite purulente généralisée.

Double incision : 1° incision sur la fosse iliaque droite pour l'abcès; 2° laparotomie sur la ligne médiane. Lavage du péritoine. Rupture des adhérences entre les anses intestinales pour rendre le lavage plus complet. Guérison.

Je ne ferai pas le relevé de toutes les opérations qui ont été pratiquées contre des inflammations péri-cœcales.

Ce relevé a, d'ailleurs, été fait très soigneusement jusqu'au mois de septembre 1890, par MM. Hallion et Tuffier (1), je ne le recopierai pas ici, je me contenterai d'en donner le résumé.

Les cas sont rangés suivant la date de l'opération par

---

(1) Hallion et Tuffier, *Archives générales de médecine*, septembre 1890.

rapport au début des accidents. En outre, sous la rubrique de : *incision*, il faut entendre : l'incision directe du foyer pérityphlique et, par *laparotomie*, l'ouverture de la grande cavité péritonéale.

MM. Hallion et Tuffier ont réuni les cas suivants :

I. — Abcès circonscrits

Opérations du premier au septième jour : 17 cas. Incision : 13 guérisons, 3 morts. Laparatomie : 1 guérison.

Opérations le huitième jour : 8 cas. Incision : 4 guérisons, 4 morts.

Opérations du neuvième au quinzième jour : 13 cas. Incision : 13 guérisons.

Opérations après le quinzième jour : 12 cas. Incision : 9 guérisons, 3 morts.

Opérations pendant une rémission. Incision : 3 guérisons.

Opérations à une époque indéterminée : 4 cas. Incision : 2 guérisons, 1 mort. Laparotomie : 1 guérison.

Soit : 57 cas ; 46 guérisons pour 11 décès.

II. — Péritonite généralisée

Opérations du premier au septième jour : 11 cas. Laparotomie : 4 guérisons, 3 morts. Incision : 4 morts.

Opérations le huitième jour : néant.

Opérations du neuvième au quinzième jour: 1 cas. Incision : mort.

Opérations à une époque indéterminée: 7 cas. Laparotomie : 4 guérisons, 2 morts. Incision : 1 guérison.

Total: 19 cas ; 10 morts, 9 guérisons.

Je ne tirerai pas d'autres conclusions de ces chiffres. Une statistique générale, pour le sujet qui nous intéresse, a une valeur peu considérable. Les cas sont, en effet, très différents les uns des autres ; un retard de quelques heures dans la mise en œuvre de l'intervention chirurgicale a pu, en effet, transformer un cas favorable en un cas mortel.

CONCLUSIONS

1° Les inflammations péri-cœcales sont surtout dues à l'appendicite;

2° Elles peuvent guérir assez souvent par des moyens médicaux;

3° Si les symptômes aigus persistent au-delà de quarante-huit à soixante heures et qu'ils vont en s'aggravant, une intervention chirurgicale devient nécessaire;

4° Cette intervention chirurgicale donne des résultats d'autant meilleurs qu'elle est plus précoce;

5° L'intervention chirurgicale variera suivant la forme clinique de la périlyphlite :

Incision directe dans les cas d'abcès circonscrits.

Résection de l'appendice vermiforme dans tous les cas où elle est possible sans trop de difficultés;

Laparatomie médiane immédiate dans les cas de péritonite purulente diffuse. — Incision sur le cœcum et laparotomie combinées pour les abcès pérityphliques compliqués de péritonite diffuse progressive;

6° L'excision de l'appendice vermiforme dans la pérityphlite à rechute, comme moyen prophylactique, est une opération logique, mais qui ne devra être pratiquée qu'avec des indications sévèrement discutées.

BIBLIOGRAPHIE

—

MATTERSTOCK. — *Manuel des maladies des enfants de Gerhardt*, 1880, t. IV, page 899.

KRAUSOLD. — *Volkman's Sammlung Klin. Vorträge*, n° 191.

KRÖNLEIN. — *Arch. de Langenbeck*, t. XXXIII, p. 522.

NOYES. — *Transactions of the Rode-Island. Med. Soc.*, 1882.

GAUTHIER. — QQs. faits de corps étrangers de l'appendice simulant l'étranglement interne. *Suisse Romande*, 1883, p. 133.

KUMMEL. — Cure radicale des pérityphlites par résection précoce de l'app. verm. — *Arch. de Langenbeck*, 1890, XL, 3.

HOLLANDER. — Sur les maladies de l'app. verm. Breslau. 1890.

FENWICK. — Perforation de l'app. ver. *Lancet*, 1884, t. II, p. 987.

ISRAEL. *Deustche. Med. Woch.*, 1884, p. 253.

LEYDEN. — Opération pour un cas de périlyph., par perforation de l'app. vermif. — *Berl. Klin. Woch.*, 1889, n° 31.

Discussion sur la communication de Leyden. *Eodem loco*, n° 32.

Discussion du Congrès des chirurgiens de Berlin. *Eodem loco*, n° 28.

DER SELBE. — Laparatomie pour péritonite supp. *Med. News*, 1887, 15 janvier.

TRÈVES. — *British Med. Journ.*, 1885. Anatomie du tube digestif et du péritoine.

TRÈVES. — *Medico-chirurgical Transactions*, 1888, t. LXXI p. 165.

TRÈVES. — *Trans. Americ. Surg. Assoss.*, 1888.

TRÈVES. — *British Medical Journ.*, 1888, p. 351.

TRÈVES. — *British Medical Journ.*, 1889, p. 1030.

TRÈVES and SWALLOW. — *Lancet*, 1889, 9 février.

TRÈVES. — *Surgical treat. of Typhlitis*. Londres, 1890.

DUCKWORTH. — *Lancet*, 1888, 6 octobre.

DUCKWORTH. — *British Med. Journ.*, 1889, p. 1347.

FITZ. — *International Journ. of Med, Sc.*, otob. 1888.

FITZ. — Diagnostic et traitement de l'appendicite perforante. *Am. Journ. of Med. Sc.*, 1886, p. 321.

FITZ. — Appendicite perforante et abcès pérityphlique. *New-York Med Journ.*, 1888, p. 505.

SANDS. — Laparatomie pour appendicite perforante. *N.-York Med. Journ.*, 1888, p. 497 et 607.

MICULICZ. — Traitement opératoire de la péritonite par perforation. *Wien. Med. Woch.*, 1889, p. 889.

Discussion sur la chirurgie intestinale. *J. of Americ. Assoss.*, 1888, t. III.

TOFF. — Afhandl. for doktorgraden i. med. — Kopenhaguen, 1888. *The Lancet; True Nature of Typhlitis*, 17 nov. 1888.

RICHARDSON. — *Boston Med. and Surg. Jour.*, 1888, 24 janvier.

Discussion. — *Journal of Americ Assoss.*, 21 juillet 1888.

Senn. — Laparotomie précoce pour appendicite, catarrhale et ulcéreuse. *J. Med. Chicago*, 1889, p. 630.

Greig Smith. — *Abdominal Surgery*. 3ᵉ édit., Londres, 1890.

Gerster. — *Aseptic and Antiseptic Surgery*. New-York, 1888, p. 248.

Gerster. — Classification des abcès pérityphliques. — *New-York Med. Journ*, 5 juillet 1890.

Sonnenburg. — *Deutsche. Med. Woch.*, 1889, p. 731.

Roux. — *Rev. méd. de la Suisse Romande*, avril et mai 1890.

Max Schüller. — Périt. consécutive à une perf. de l'appendice. Lap. — Guérison. — *Arch. de Langenbeck*, t. XXXIX, p. 845.

Reclus. — *Société de Chirurgie*, août 1890.

Reclus. — *Semaine médicale*, 6 août 1890.

Reclus. — Des appendices. — *Revue de chirurgie*, oct. 1890.

Berger. — Du trait. chirurgical des typh. et append. — *Société de Chirurgie*, octobre 1890.

Richelot. — Appendicite chez la femme. *Eodem loco*.

Routier. — Sur la typhlite et l'appendicite. *Eodem loco*.

Discussion : Shwartz, Reclus, Terrier, Berger.

Lejars. — *France médicale*, 31 octobre 1890.

Richelot. — *Union médicale*, 4 nov. 1890.

Jéou. — *Médecine moderne*, 18 sept. 1890.

Lettre de Suisse. *Eod. loco*, nov. 1890.

Barié. — *Revue de clinique et de thérapeutique*, septembre 1890.

Chaput. — *Eod. loco*, 1ᵉʳ et 8 octobre 1890.

Trastour. — *Eod. loco*, 12 nov. 1890.

Dreyfus Brissac. — *Gazette hebd.*, oct. 1890.

Leroux. — Colique appendiculaire. *Rev. mens. des maladies de l'enfance*, déc. 1890 et janv. 1891.

TUFFIER et HALLION. — Interv. chirur. dans les pérityphlites. *Arch. génér. de Méd.*, sept. 1890.

RENVERS. — *Société de médecine interne de Berlin* (séance du 22 décembre 1890).

SONNENBURG. *id.* Séance du 5 janvier 1891.

FRANKEL   *id.*

GUTTMANN   *id.*

LEYDEN   *id.*   . Voir *Semaine médicale*, 31 décembre 1890 et 14 janvier 1891.

SYERS. — *Lancet*, 4 octobre 1890.

PRIDJIN-TEALE. — Typhlite à rechutes : ablation de l'appendice, guérison. *British Med. Journ.*, 1891, p. 110.

British. Med. Journ. (Hunterian lectures), 1890, p. 1013.

J. FERGUSSON. — Deux cents dissections d'appendices vermif. *The intern. Journ. of Med. Science*, janv. 1891.

E.-S. DENNIS. — De la légitimité de l'excision de l'appendice dans l'intervalle des accès récurrents. *Med. News*, juin 1890. — Analyse : *Arch. gén. Méd.*, août 1890.

TRÈVES. — Réponse à Dennis. *Lancet*, 11 oct. 1890.

MURRAY. — Appendicite à rechute. Ablation de l'appendice. *New-York Med. Journ.*, mai 1890, p. 564.

PORTER. — Appendicite, pérityphlite et paratyphlite. *N.-York Med. Journal*, 25 janv. 1890.

CLARKE and SMITH. — Ablation de l'appendice vermiforme. *The Lancet*, 3 mai 1890.

KRECKE. — *Deutsche Zeit. f. chirurgie*, 1890, p. 257.

RICARD. — Typlite, pérityphlite et appendicite, *Revue générale, Gazette des Hôpitaux*, 7 février 1891.

Voir pour le reste de la bibliographie la thèse Maurin (Paris, 1890), et les classiques.

TABLE DES MATIÈRES

Tours. — Imprimerie DESLIS FRÈRES